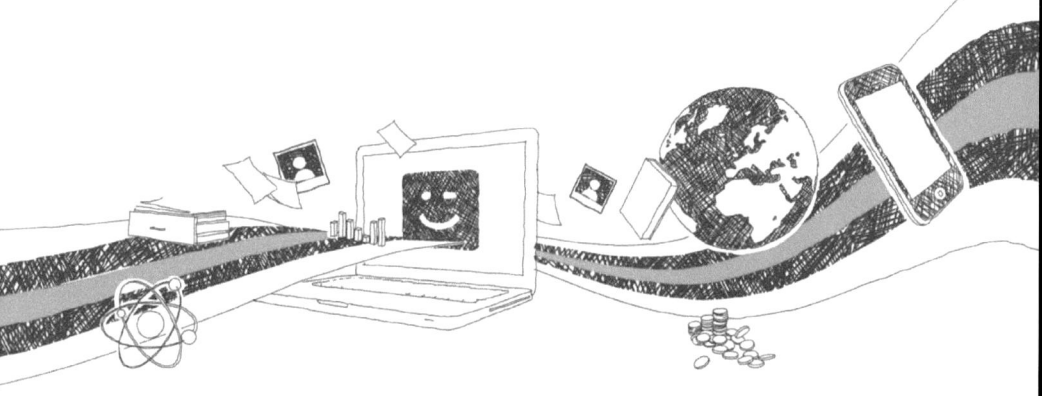
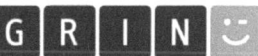

Bibliografische Information der Deutschen Nationalbibliothek:

Die Deutsche Bibliothek verzeichnet diese Publikation in der Deutschen National-bibliografie; detaillierte bibliografische Daten sind im Internet über http://dnb.d-nb.de/ abrufbar.

Impressum:

Copyright © 2013 GRIN Verlag
Druck und Bindung: Books on Demand GmbH, Norderstedt Germany
ISBN: 9783668761292

Dieses Buch bei GRIN:

https://www.grin.com/document/434983

Corinna Dallmeier

Patientensicherheit im OP. Wie können Schäden vermieden werden?

GRIN Verlag

GRIN - Your knowledge has value

Der GRIN Verlag publiziert seit 1998 wissenschaftliche Arbeiten von Studenten, Hochschullehrern und anderen Akademikern als eBook und gedrucktes Buch. Die Verlagswebsite www.grin.com ist die ideale Plattform zur Veröffentlichung von Hausarbeiten, Abschlussarbeiten, wissenschaftlichen Aufsätzen, Dissertationen und Fachbüchern.

Besuchen Sie uns im Internet:

http://www.grin.com/

http://www.facebook.com/grincom

http://www.twitter.com/grin_com

Institut für Aus-, Fort- und Weiterbildung
im Gesundheitswesen

Facharbeit im Rahmen der OP-Fachweiterbildung

Thema: Patientensicherheit im OP

Autor: Zenger Corinna
Ort: KKH Schrobenhausen

Abgabetermin: 31.01.2013

Inhalt:

Seite

1. Einleitung 4

2. Operationslagerungen und deren Risiken 4

    2.1 Allgemeine Hinweise 4

    2.2 Juristische Verantwortung 5

    2.3 Schädigungsarten 6

        2.3.1 Dekubitusprophylaxe 6

        2.3.2 Verbrennungen 7

        2.3.3 Nervenschädigungen 7

    2.4. Lagerungsmittel 7

3. Hygiene 9

    3.1 Chirurgische Infektionen 9

        3.1.1 Erreger 9

        3.1.2 Ausbreitungswege 10

        3.1.3 Nosokomiale Infektionen 10

        3.1.4 Lokale Infektionen 10

        3.1.5 Systemische Infektionen 11

    3.2 Hautdesinfektion 11

    3.3 Präoperative Rasur 12

        3.3.1 Hygienische Anforderungen 12

        3.3.2 Arten der Haarentfernung 13

        3.3.3 Rechtliche Anforderungen 13

4. Hochfrequenzchirurgie 14

    4.1 Prinzip 14

    4.2 Anwendung 15

    4.3 Gefahren und Prophylaxen 15

5. Pflegerische Dokumentation 17

5.1 Grundlagen der Dokumentation 17

5.2 Grundlagen der EDV-gestützten Dokumentation 18

5.3 Datenschutz 19

5.4 Dokumentationszeitpunkt 19

5.5 Umsetzungsschwierigkeiten 20

6. Risikomanagement im OP 21

6.1 Gründe für Risikomanagement 21

6.2 Ablauf des Risikomanagements 22

6.3 Umsetzungsschwierigkeiten 23

6.4 Umgang mit erkannten Risiken 24

7. Fazit 25

8. Quellenverzeichnis 26

9. Abbildungsverzeichnis 27

10. Anhang
OP-Plakat „Empfehlungen zur Prävention von Eingriffsverwechslungen" 28

1. Einleitung:

Immer häufiger hört man in den Medien von Patienten in Kliniken und Arzt-praxen, die durch menschliches und technisches Versagen zu Schaden ge-kommen sind. Sei es durch verunreinigte Infusionen, mangelnde Sterilität von Instrumentarien oder durch falsch oder gar nicht durchgeführte Lagerun-gen, um nur ein paar Beispiele zu nennen.

Auch im eigenen Klinikalltag begegnet man immer wieder Situationen in de-nen Patienten unbewusst Gefahren ausgesetzt werden und hin und wieder auch zu kleineren Schäden kommen. In solchen Situationen hört man immer wieder den Satz: „Aber wie konnte das denn überhaupt passieren?"

Deshalb habe ich mich damit beschäftigt, in welchen Bereichen wir, in unse-rer täglichen Arbeit im OP, Patienten großen Gefahren aussetzen und wie man Risiken einer Schädigung vermindert oder sogar komplett umgeht.

Ich habe den Bereich Patientensicherheit in fünf Themenbereiche gegliedert, diese Bereiche sind:

- Operationslagerungen und deren Risiken
- Hygiene
- Hochfrequenzchirurgie
- Pflegerische Dokumentation
- Risikomanagement im OP

Die fünf Themenbereiche habe ich deshalb in dieser Reihenfolge gewählt, weil diese in etwa der wirklichen Reihenfolge im OP-Ablauf entsprechen. Aus Sicht des Patienten kommt zuerst die Lagerung, dann die OP selbst mit vie-len hygienischen Risiken, Hochfrequenzchirurgie wird ebenfalls während des Eingriffs verwendet. Während und auch nach der OP wird dokumentiert. Und der Punkt Risikomanagement im OP soll noch einmal allgemein darstellen warum dies im OP so wichtig ist und wie es umgesetzt werden kann.

2. Operationslagerungen und deren Risiken

2.1 Allgemeine Hinweise

Zunächst möchte ich mich mit der Lagerung der Patienten befassen. Meistens müssen die Patienten über mehrere Stunden in der gleichen Position liegen.

Durch die Narkoseform ist der Patient noch dazu mehr oder weniger nicht mehr kommunikationsfähig. Zum Beispiel bei einer Vollnarkose ist es sehr wichtig den Patienten vor dem Einleiten der Narkose zu lagern und ihn nach seinem Wohlbefinden zu fragen. Bei einer Spinalanästhesie ist es besonders wichtig auf mögliche Druckstellen zu achten, da der Patient über mehrere Stunden auch postoperativ kein Gefühl und keine Bewegungsfähigkeit in den Beinen hat und somit die Lage auch nicht selbstständig verändern kann.

Für fast jeden Eingriff gibt es eine spezielle Lagerung die der Operateur bestimmt. In den meisten Krankenhäusern sind diese durch Standards festgelegt.

Auf dem OP-Tisch liegt immer eine Schaumstoffmatte bzw. eine Vakuummatratze um den Druck auf den Körper zu verringern. Armstützen und Beinteile werden ebenfalls mit Matten abgedeckt. (vgl. OP-Handbuch, 5. Auflage, S. 4) Genauso zur Lagerung gehört das Regulieren der Körpertemperatur.

Durch „kalte" 21° Celsius im OP-Saal, großflächige OP-Zugänge und kalte Infusionen kühlt der Körper der Patienten schnell aus. Um dem Vorzubeugen, sollten Spüllösungen und Tücher zum Zudecken vorgewärmt werden, sowie eine „energetisch betriebene Wärmedecke" (OP-Handbuch, 5. Auflage, S. 4) angewandt werden. Ein Wärmeverlust hat vor allen Dingen Auswirkungen auf die Narkose, welche sich in einer verlängerten Aufwachphase und dadurch einem erhöhten Dekubitusrisiko zeigen. (vgl. OP-Handbuch, 5. Auflage, S. 4)

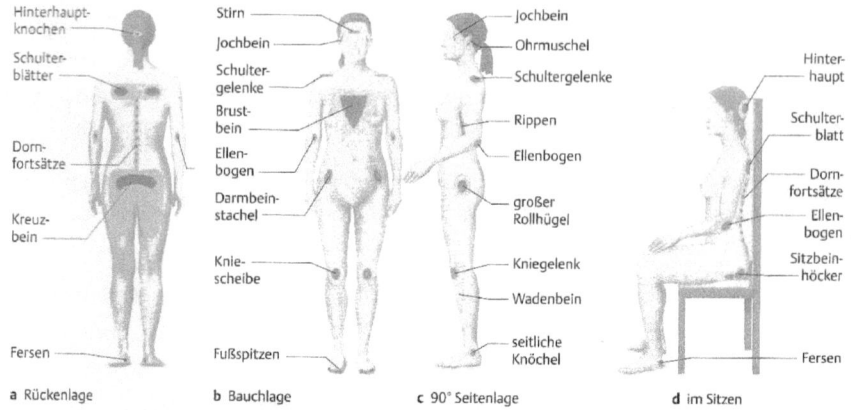

Abb. 1: Gefährdete Körperstellen für die Bildung eines Dekubitus (Thieme „Im OP",
Ausgabe 4/11, S. 175)

2.2 Juristische Verantwortung

Wer ist für die Lagerung verantwortlich? Diese Frage stellt sich immer wieder
in der Praxis.

Der Berufsverband der Chirurgen und der Berufsverband der Anästhesisten
haben sich auf 4 Phasen geeinigt:

- „Präoperative Phase:

Der Anästhesist ist so lange für die Lagerung verantwortlich, bis der Patient in Narkose
für die Operation gelagert wird.

- Lagerung zur Operation:

Der Operateur entscheidet über die Art der Lagerung unter Berücksichtigung
eventueller Einwände seitens des Anästhesisten. Der Chirurg ist verpflichtet, die
Lagerung vor der Abdeckung zu kontrollieren, und er ist gehalten, dieses zu
dokumentieren.

- Intraoperative Lageveränderungen:

Nach intraoperativen Lagerungsänderungen ist der „Springer" gehalten zu
    kontrollieren, ob die Abpolsterung der gefährdeten Körperteile gewährleistet und
der Sitz der neutralen Elektrode noch korrekt ist.

- Postoperative Phase:

Die Aufgabe des Anästhesisten erstreckt sich auf die Beobachtung der Lagerung
während der Ausleitung und der Umlagerung ins Krankenbett. Sie endet mit der

Übergabe des Patienten an die Station bzw. den Aufwachraum." (OP-Handbuch, 5. Auflage, S. 4/5)

In vielen OP's wird die Lagerung von den Pflegenden übernommen, meist um die Zeit zu nutzen bis der Operateur im Saal eintrifft. Hier ist es sehr wichtig, dass der Chirurg die Lagerung kontrolliert und bei Bedarf optimiert.

2.3 Schädigungsarten

Durch eine OP und die damit verbundene Narkose ist ein Patient immer risikogefährdet. Folgenden Schädigungen/Manipulationen sollte man als OP-Pflegekraft vermeiden:

- Druck und Dehnung der Nerven und Gefäße durch zu starke Flexion oder Beugung
- Dehnung des Plexus brachialis durch zu starke Rotation oder Abduktion
- Einschnürungen durch zu feste, ungepolsterte Befestigungen
- Druck durch zu harte und falsch platzierte Lagerungsrollen
- Schädigung durch nicht physiologisch abgewinkelt gelagerte Gelenke
- Druck durch Abstützen auf dem Patienten
- Verrutschen des Patienten durch intraoperative Lagerungsveränderungen (vgl. OP-Handbuch, 5. Auflage, S. 5)

Aber bevor es zu einem dieser Schäden kommt gibt es einige Möglichkeiten, diese vorzubeugen.

2.3.1 Dekubitusprophylaxe

Viele Dekubitalgeschwüre nehmen ihren Anfang im OP, auch wenn dies nicht immer gleich postoperativ bei der Hautbegutachtung zu erkennen ist. Viele Druckstellen treten erst nach einigen Tagen auf und werden dann nicht mehr mit dem OP in Verbindung gebracht. Besonders gefährdet sind Patienten der Onkologie (Chemotherapie) und gefäßkranke Patienten (PAVK, Diabetes). (vgl. OP-Handbuch, 5. Auflage, S. 5) Durch gezielten Einsatz von Lagerungshilfsmitteln kann solchen Schädigungen vorgebeugt werden.

2.3.2 Verbrennungen

Genauso verhält es sich mit Verbrennungen. Diese können entstehen wenn während der OP Hochfrequenz-Chirurgiegeräte benutzt werden. Hier wird

Wechselstrom durch den Patientenkörper geleitet. (Siehe 4. Gliederungspunkt)

Berührt der Patient während der OP leitfähige Gegenstände, wie Metall oder nasse Tücher kann es zu Verbrennungen kommen. (vgl. Thieme „Im OP", Ausgabe 4/11, S. 166)

2.3.3 Nervenschädigungen

Wie auch ein Dekubitus und Verbrennungen können Nervenschädigungen durch korrekt durchgeführte Lagerungen vermieden werden. Gerade die Arme sind dabei sehr gefährdet. Durch falsches Aufliegen können Schäden am Nervus radialis oder am Nervus ulnaris entstehen. Ebenso kann durch intraoperative Lagerungsänderung eine Armplexusläsion entstehen. Bei den Beinen besteht die Gefahr einer Nervenschädigung durch Druck des OP-Tisches wenn dieser auf den Beinen aufliegt oder bei der Lagerung mit Göbel-Stützen. Hier kann es durch mangelnde Polsterung zu Peronäusläsionen kommen. (vgl. OP-Handbuch, 5. Auflage, S. 5/6).

Bei Verwendung von Schulterstützen kann eine Schädigung des Plexus brachialis entstehen, wenn die Stützen zu weit medial angebracht werden. (vgl. Thieme „Im OP", Ausgabe 4/11, S. 167)

2.4 Lagerungsmittel

Um all diese Schädigungsarten zu vermeiden, stehen uns viele Hilfsmittel zur Verfügung.

Zunächst einmal sind die OP-Tische durchgehend gepolstert zum Beispiel mit einer dynamischen Polstermatte. (vgl. Firma medi Plac, www.mediplac-gmbh.de, 24.01.2012) An besonders druckgefährdeten Stellen, z.B. Fersen, Gesäß, Ellenbogen, können wir eine Druckentlastung durch einsetzen spezieller Schaumstoffpolster erreichen. (vgl. Thieme „Im OP", Ausgabe 4/11, S. 168)

Ebenso ist es sehr wichtig bei extremeren Lagerungen (Steinschnitt, Trendelenburg-Lagerung) darauf zu achten, dass druckbelastete Körperstellen gut abgepolstert und gestützt werden. Zum Beispiel durch gepolsterte Schulterstützen, gepolsterte Göbelstützen, Vakuummatten und so weiter.

Bei der einfachen Rückenlagerung werden die Arme in einer leicht angewinkelten Supinationsstellung fixiert und abgepolstert. Die Beine liegen parallel nebeneinander und ebenfalls, im Kniebereich, etwas abgeknickt. Auch die Beine werden wie oben beschrieben abgepolstert. Dabei ist zu beachten, dass jede Ferse separat gepolstert wird. Auch unter den Kopf wird ein Gelring oder ein Kissen gelegt. Werden die Arme angelagert, müssen diese dabei ebenfalls gepolstert fixiert werden. Alle angebrachten Stützen (Schulterstützen, Fußstützen, Seitenstützen) müssen gepolstert werden. (vgl. OP-Handbuch, 5. Auflage, S. 5-7)

3. Hygiene

3.1 Chirurgische Infektionen

Die Definition der Chirurgischen Infektionen lautet:

„Entzündungsformen, die durch Eintritt von Erregern eine chirurgische (operative) Behandlung nach sich ziehen." (OP-Handbuch, 5. Auflage, S. 31)

3.1.1 Erreger

Die häufigsten bakteriellen Erreger sind:

„Aerobe Keime (Vermehrung in sauerstoffreichem Milieu):

Kokken:	- Hämolysierende Streptokokken (ins. Gruppe A)
	- Staphylococcus aureus
	- Enterokokken
Gramnegative Stäbchen:	- Enterobacteriaceae
	> Escherichia coli
	> Klebsiella pneumoniae
	> Enterobacter
	> Proteus-Spezies
	> u. a. m.
	- Pseudomonas aeruginosa

Anaerobe Keime (Vermehrung nur bei Abwesenheit von Sauerstoff):

Grampositve stäbchenförmige Bakterien: - sporenbildende Bakterien

> Clostridium perfringens und verwandte Arten

Gramnegative stäbchenförmige Bakterien: - Bakteroides fragilis und andere
Bakteroidesarten"
(OP-Handbuch, 5. Auflage, S. 31, Tab. 1.8)

3.1.2 Ausbreitungswege

Bei den Ausbreitungswegen unterscheidet man drei Wege: Lokal, lymphogen und hämatogen. Bei der lokalen Übertragung erfolgt die Ausbreitung direkt über das örtliche Gewebe. Dagegen breitet sich die lymphogene Infektion durch eine Lymphangitis entlang der Lymphgefäße bis zum nächstliegenden Lymphknoten aus. Bei der hämatogenen Ausbreitung handelt es sich um einen Keimeintritt in die Blutbahn. Dadurch kommt es zur Sepsis. Hier wird unterschieden zwischen einfacher Septikämie und Septikopyämie. Bei der einfachen Septikämie werden Bakterien in die Blutbahn eingeschwemmt (Bakteriämie) oder eine allgemeine Infektion des Organismus, duch Bakterientoxiene, ausgelöst. Bei der Septikopymie streuen die Keime und es kommt zu metastatischen Eiterherden in entfernten Körperregionen. (vgl. OP-Handbuch, 5. Auflage, S. 31)

„ Verlaufsformen eitriger Entzündungen werden wie folgt unterschieden:
- akut: Appendizitis, Mastitis, Cholangitis, Empyem usw.
- chronisch: chronische Abszesse, chronische Osteomyelitiden, Aktinomykosen." (OP-Handbuch, 5. Auflage, S. 31)

3.1.3 Nosokomiale Infektionen

Im Klinikalltag ist man regelmäßig mit so genannten nosokomialen Infektionen konfrontiert. Die Definition einer solchen Infektion lautet:

„ Infektionen, die in zeitlichem Zusammenhang mit dem Krankenhausaufentalt
entstehen." (OP-Handbuch, 5. Auflage, S. 31)

Nosokomiale Infektionen können durch eine geschwächte Infektabwehr, nach Operationen, durch invasive **Maßnahmen** und durch therapeutische Maßnahmen entstehen. Die effektivste Methode zur Vermeidung solcher

Infektionen ist die Hygienische Händedesinfektion. (vgl. OP-Handbuch, 5. Auflage, S. 31)

3.1.4 Lokale Infektionen

Zu den lokalen Infektionen gehören Abszess, Phlegmone, Empyem, Graunulom, Lymphangitis, Lymphadenitis, Phlebitis, Erysipel, Gangrän, Pyozeanusinfektion, Erysipeloid (Schweinerotlauf), Panaritium, Aktinomykose (Strahlenpilzerkrankung) sowie die Bursitis. (vgl. OP-Handbuch, 5. Auflage, S. 31-34)

> „Bei allen oben aufgeführten Infektionen handelt es sich um lokale Infektionen, d.h. die Eintrittspforte in den Körper und der Ort der Reaktion auf den Erreger

(OP-Handbuch, 5. Auflage, S. 34)

3.1.5 Systemische Infektionen

Zu den systemischen Infektionsformen gehören, Tetanus, Gasbrand, MRSA und MRSE. (vgl. OP-Handbuch, 5. Auflage, S. 34-36)

Durch jeden operativen Eingriff besteht die Gefahr einer solchen Infektion. Idealerweise werden Patienten schon wenn sie im Krankenhaus aufgenommen werden einem Screening auf multiresistente Keime, besonders MRSA, unterzogen. Somit kann bei einem Befall noch vor einem Eingriff eine Sanierung durchgeführt werden und somit das Risiko einer Infektion gesenkt werden. (vgl. Thieme „Im OP", Ausgabe 3/11, S. 134)

3.2 Hautdesinfektion

Wie bereits erwähnt ist die beste Methode zur Vorbeugung solcher Infektionen die Hautdesinfektion. Dazu gehört die hygienische Händedesinfektion. Ihr Ziel ist es: „Krankenhausinfektionen verhüten, indem die transiente (Kontaminations-) Flora wie Staphylococcus aureus oder Escherichia coli vernichtet wird." (Klinikleitfaden OP-Pflege, 5. Auflage, S. 41)

Diese Händedesinfektion wird immer dann durchgeführt, wenn man den OP betritt oder verlässt, vor und nach einer OP, vor und nach pflegerischen Tätigkeiten, nach Kontakt mit Sekreten, Blut und Speichel (infektiöses Material), nach Patientenkontakt, nach dem ausziehen von Handschuhen und vor dem Kontakt mit Sterilgut. (vgl. Klinikleitfaden OP-Pflege, 5. Auflage, S. 41)

Für eine hygienische Händedesinfektion nimmt man mindestens 3 ml Händedesinfektionsmittel in die hohle Hand. Anschließend wird die gesamte Hand 30 Sekunden lang mit dem Desinfektionsmittel eingerieben. Dabei müssen alle Hautareale und die Fingernägel erfasst werden. Besonders wichtig sind dabei die Fingerkuppen und der Daumen. Hier befinden sich die meisten Keime. (vgl. Klinikleitfaden OP-Pflege, 5. Auflage, S. 41/42)

Ein weiterer wichtiger Baustein ist die chirurgische Händedesinfektion, die von den Instrumentierenden und den Operateuren vor jeder OP durchgeführt werden muss. Hierbei ist das Ziel, die „Vernichtung der transienten (flüchtigen) und Reduzierung der residenten (Standort) Keimflora inkl. Staphylococcus epidermidis." (Klinikleitfaden OP-Pflege, 5. Auflage, S. 42)

Für die chirurgische Händedesinfektion ist eine vorrausgehende Seifenwaschung nicht nötig. Sie sollte lediglich vor der ersten OP und bei stärkeren Verschmutzungen durchgeführt werden. Der Desinfektionsmittelspender wird mit dem Ellenbogen betätigt. Zunächst wird eine Minute von den Fingerkuppen bis zum Ellenbogen desinfiziert. Anschließend eine Minute im Bereich der Handschuhlänge und in der letzten Minute nur noch die Hände selbst desinfizieren. In dieser Zeit muss die Haut durchgehend mit Desinfektionsmittel benetzt sein. Während der Desinfektion dürfen keine Hautareale die nicht desinfiziert sind berührt werden. Es ist darauf zu achten die Hände immer über dem Ellenbogenniveau nach oben zu halten. Das Desinfektionsmittel darf nach Ablauf der drei Minuten nicht abgetrocknet werden. Bevor die sterilen Handschuhe angezogen werden müssen die Hände trocken sein. (vgl. Klinikleitfaden OP-Pflege, 5. Auflage, S. 42/43).

Ebenfalls zur Hautdesinfektion gehört die Desinfektion des OP-Gebietes.

Die Hautdesinfektion wird meistens vom Arzt vorgenommen. Dazu werden in der Regel gefärbte Desinfektionsmittel (Jod- oder Alkoholpräparate), nach Arztanordnug, verwendet um zu erkennen wo desinfiziert wurde. Der Patient sollte vorher rasiert werden und die Umgebung um das zu desinfizierende Areal mit saugfähigen Tüchern ausgelegt werden. In einer sterilen Schale mit ausreichend Tupfern wird das Desinfektionsmittel angereicht. Mit Hilfe einer Kornzange kann der Operateur, der zuerst eine chirurgische Händedesinfektion durchgeführt hat, die Haut großzügig desinfizieren. In der Regel wird von innen nach außen desinfiziert, es sei denn es handelt sich um eine septische Wunde. Es soll nicht zu viel Desinfektionsmittel verwendet werden, wegen der Verbrennungsgefahr. Gebrauchte Tupfer müssen verworfen werden und die Einwirkzeit des Desinfektionsmittels muss beachtet werden. Bei der Schleimhautdesinfektion wird genau so vorgegangen wie bei der Hautdesinfektion. Diese ist in den Bereichen Gynäkologie, Urologie, HNO und bei offenen Wunden erforderlich. (vgl. Klinikleitfaden OP-Pflege, 5. Auflage, S. 51-53 und Thieme „Im OP", Ausgabe 3/11, S. 135)

3.3 Präoperative Rasur
3.3.1 Hygienische Anforderungen

Über die hygienischen Vorteile einer präoperativen Rasur gibt es verschiedene Meinungen. Laut einem Vergleich aus 14 Studien bringt es offensichtliche keine merklichen Vorteile wenn eine Rasur einen Tag vor einer OP oder am OP-Tag selbst durchgeführt wird. In diesen Studien raten die Wissenschaftler von einer standardmäßigen Haarentfernung ab. Sie sollte nur durchgeführt werden, wenn dadurch ein Verband besser haften kann oder die Inzisionstellen besser zugänglich werden. Dann sollte aber nicht rasiert werden sondern mit einem Haarschneidegerät gekürzt oder mit Enthaarungscreme entfernt werden. (Pflegezeitschrift 2012, 6, S. 356-357 zitiert nach: CNE.magazin 5/12, S. 4)

Andere Quellen sagen: „Haare sind Keimträger, die im Operationsgebiet Ausgangsort für Wundinfektionen sein können." (Chirurgie für Pflegeberufe, 20. Auflage, S. 110) Die Rasur sollte höchstens 2 Stunden vor dem Eingriff vorgenommen werden, da durch eventuelle Verletzungen eine Infektionsgefahr besteht, jedoch auch nicht direkt im OP. Durch Nässe auf der Unterlage des OP-Tisches kann es dann leicht zu Verbrennungen kommen und es besteht die Gefahr das die entfernten Haare ins OP-Feld kommen. Dies sollte also nur in Ausnahmesituationen gemacht werden. (vgl. OP-Handbuch, 5. Auflage, S. 7)

Eine Alternative zur Rasur ist das Kürzen der Haare, das Clipping. Dabei bleiben kurze Stoppeln der Haare stehen. Diese beeinflussen die Wundheilung nicht. (vgl. Thieme „Im OP", Ausgabe 3/11, S. 134)

3.3.2 Arten der Haarentfernung

Bei der Rasur unterscheidet man zwischen einer Nass- und Trockenrasur. Präoperativ ist jedoch die Nassrasur mit Seife oder Rasierschaum zu empfehlen, da es bei der Trockenrasur mit einem Einmalrasierer leichter zu Läsionen kommen kann.   Des weiteren besteht die Möglichkeit der chemischen Depilation. Hier werden Enthaarungscremes aufgetragen, die eine Enthaarung an der Hautoberfläche zur Folge haben. Jedoch sollte vor der Verwendung die Substanz auf allergische Reaktionen getestet werden. Dies ist zum Beispiel in der Ellenbeuge des Patienten möglich. (vgl. OP-Handbuch, 5. Auflage, S. 7)

3.3.3 Rechtliche Anforderungen

Bei der Rasur ist aber auch in rechtlicher Hinsicht Vorsicht geboten. Muss die Haarentfernung im Gesicht geschehen, wie etwa die Augenbrauen, ist dies nur mit der ausdrücklichen Einverständnis des Patienten erlaubt. Ansonsten gilt dies als Körperverletzung. Ebenso muss eine Bartrasur mit dem Patienten besprochen werden. (vgl. OP-Handbuch, 5. Auflage, S. 7)

4. Hochfrequenzchirurgie

4.1 Prinzip

Wenn elektrischer Strom durch einen leitfähigen Körper fließt, entsteht Wärme.

Das nennt man das Joule-Gesetzt. „Je höher die Stromdichte ist, desto mehr Wärme entsteht." (OP-Handbuch, 5. Auflage, S. 8) Dieses physikalische Gesetz nutzt man in der Chirurgie. Hier wird an den Stellen eine hohe Stromdichte erzeugt an denen operiert, also geschnitten beziehungsweise gekautert wird. Hierzu bringt man am Patienten die sogenannte

Neutralelektrode zum Erden an. Diese Elektrode ist mit dem HF-Gerät verbunden. Des weiteren ist ein steriler Handgriff angeschlossen, der den Gegenpol zur Elektrode darstellt. Nun können hochfrequente Wechselströme durch den Körper geleitet werden. (vgl. OP-Handbuch, 5. Auflage, S. 8) Ab 40° C bis 50° C entsteht eine Hyperthermie. Diese kann zu Nekrosen und zur Devitalisierung führen. Ab 60° C beginnt die Koagulation der Proteine, ab 80° C die des Kollagens und ab 100° C Verdampft die Gewebeflüssigkeit und das Gewebe schrumpft oder kann geschnitten werden durch mechanisches Zerreißen. (ERBE Grundlagen der Hochfrequenz-Chirurgie, S. 5)

4.2 Anwendung

Die HF-Geräte haben in der Regel Standardeinstellungen, die vom Hersteller installiert wurden und das OP-Personal, so wie die Ärzte hierzu unterwiesen wurden. Durch das Betätigen des monopolaren Handgriffs wird der Stromkreis geschlossen. So kann jetzt geschnitten oder koaguliert werden. Je nach Anwendungsart gibt es verschiedene Aufsätze. Der Messeraufsatz wird meistens zum schneiden verwendet, aber auch zum koagulieren, genauso wie der Nadelaufsatz. Der Kugelaufsatz wird an eine Pinzette gehalten, mit der der Operateur das zu koagulierende Gefäß gefasst hat. Somit wird das Gewebe durch die entstehende Hitze verschorft. Diese Hitzeeinwirkung lässt sich durch die Geräteeinstellung regeln. Bei der Verwendung von bipolaren Scheren oder Pinzetten ist das Anbringen einer Neutralelektrode nicht nötig, da die Instrumente den Strom von einem Arbeitsteil zum anderen Arbeitsteil leiten. (vgl. OP-Handbuch, 5. Auflage, S. 8)

4.3 Gefahren und Prophylaxen

Bei der Arbeit mit hochfrequentem Strom muss man auf jeden Fall auch an die potentiellen Gefahren denken.

Das gefährlichste sind hierbei die Verbrennungen die durch den Strom entstehen können. Dies kann passieren, wenn der Patient Kontakt zu metallischen Gegenständen hat oder im Nassen liegt.

Deshalb ist darauf zu achten, dass der Patient keine Metallteile berührt (vgl. OP-Handbuch, 5. Auflage, S. 8), komplett im Trockenen liegt und dass nicht

Haut auf Haut liegt. Hier kann man zum Beispiel Tücher unter- beziehungsweise dazwischen legen. Ebenso darf eine Neutralelektrode nicht auf vernarbte und tätowierte Hautstellen, sowie auf Hautstellen unter denen sich Metallimplantate befinden, angebracht werden. Grundsätzlich sollte die Dispersionselektrode so nah wie möglich am OP-Gebiet angebracht werden. Hierbei gilt die Regel, dass der Strom in Längs- oder Querrichtung fließt aber nicht quer über den Körper. Als Anbringungsstellen eignen sich die Extremitäten gut, das heißt Oberschenkel und Oberarme. (vgl. Klinikleitfaden OP-Pflege, 5. Auflage, S. 54). Die Neutralelektrode muss mit der längeren Seite zum OP-Gebiet ausgerichtet sein. Ansonsten fließt zu viel Strom an einer Stelle und es kann durch die darausfolgende hohe Wärmeentwicklung zu Verbrennungen kommen. (ERBE Sichere Anwendung von Neutralelektroden, S. 4) Die Neutralelektrode muss komplett am Patientenkörper anliegen, dazu soll die Haut rasiert, trocken (vgl. OP-Handbuch, 5. Auflage, S. 8) und nicht eingecremt oder fettig sein (vgl. Klinikleitfaden OP-Pflege, 5. Auflage, S. 54). Der Abstand zu den EKG-Elektroden soll zwischen 15 und 20 cm sein. (vgl. OP-Handbuch, 5. Auflage, S. 8) Wenn Mehrfachelektroden verwendet werden, müssen diese vorher gereinigt und desinfiziert worden sein. (vgl. Klinikleitfaden OP-Pflege, 5. Auflage, S. 54)

Hat der Patient einen Herzschrittmacher darf man in der Regel keinen monopolaren Strom verwenden. Hier muss dann mit bipolaren Instrumenten gearbeitet werden, mit Außnahme von einigen Schrittmachern die durch monopolaren Strom nicht in ihrer Funktion gestört werden. Das kann man dem Schrittmacherpass des Patienten entnehmen. Des weiteren ist es wichtig darauf zu achten, dass die Kabel der Elektroden und Handgriffe nicht gebrochen oder die Stecker defekt sind. Der sterile Handgriff muss am OP-Tisch von der instrumentierenden Pflegekraft ständig von verbrannten Geweberesten gereinigt werden, um die Funktionstüchtigkeit zu gewährleisten. Erst wenn alle diese Parameter getestet wurden, darf man bei unzureichender Koagulation die Stromstärke am Gerät erhöhen. Das HF-Gerät muss in regelmäßigen Abständen laut Medizinproduktegesetz gewartet werden. (vgl. OP-Handbuch, 5. Auflage, S. 8)

Bei der Anwendung von hochfrequenten Strömen bei Kindern und Säuglingen muss man meistens aus Platzgründen auf kleinere Neutralelektroden zurückgreifen. Dann muss aber auch darauf geachtet werden, dass der Strom auf eine kleinere Fläche auftritt und so mehr Wärme entsteht. Diese kann zu Verbrennungen führen. Also muss man bei Kindern und Säuglingen auch eine schwächere Einstellung im HF-Chirurgiegerät vornehmen um dieser Gefahr vorzubeugen. (ERBE Grundlagen der Hochfrequenz-Chirurgie, S. 15)

5. Pflegerische Dokumentation

5.1 Grundlagen der Dokumentation

Seit dem Jahr 1985 wird im Krankenpflegegesetz verlangt, dass der Patient eine fachkundige Pflege erhält. Dies kann nur erreicht werden, indem man lückenlos alle Handlungen der Pflege dokumentiert. Im Laufe der Jahre wurde dies in weiteren Gesetzen, wie dem Krankenhausfinanzierungsgesetz und dem Sozialgesetzbuch V festgehalten. So ist die Dokumentation heute unumgänglich. Alle nicht dokumentierten Leistungen gelten als *nicht erbracht.*

(vgl. OP-Handbuch, 5. Auflage, S. 9) Die Definition für Dokumentation lautet: „ Dokumentation bedeutet eine beweiskräftige, wahrheitsgemäße Auflistung vorgenommener Maßnahmen." (OP-Handbuch, 5. Auflage, S. 9) Durch den fachübergreifenden Austausch der Informationen, der verschiedenen am Patienten tätigen Berufsgruppen, sorgt dies für eine höhere Patientensicherheit.

Durch die Dokumentation können vorgenommene Handlungen später nochmal kontrolliert und überprüft werden. Alle Handlungen sind somit nachvollziehbar. (vgl. OP-Handbuch, 5. Auflage, S. 9)

Die Ziele der Dokumentation sind: „Qualitätssicherung, Beweis bei Haftungsfragen, Effizienz der Arbeit erhöhen, vertragliche Pflicht im Rahmen des Krankenhausbehandlungsvertrags erfüllen, Leistungsnachweis für erbrachte Dienstleistungen, Materialverbrauch und Leistungsabrechnung, Forschungszwecke." (Klinikleitfaden OP-Pflege, 5. Auflage, S. 15)

Gerade die Beweissicherung ist sehr wichtig. Nur durch eine korrekte und vollständige Dokumentation kann man eine Beweislastumkehr verhindern. Ist diese nicht erfolgt, muss das Krankenhaus irgendwie beweisen, dass die Leistungen dennoch erbracht wurden. (vgl. OP-Handbuch, 5. Auflage, S. 8/9)

5.2 Grundlagen der EDV-gestützten Dokumentation

Die Anforderungen an die Dokumentation sind sehr hoch. Um die vielen verschiedenen Abläufe und Handlungen im OP dokumentieren zu können, gibt es individuell gestaltbare, elektronische Dokumentationssysteme. Hier können Standardeinstellungen für viele OP's hinterlegt und regelmäßig geprüft werden. Diese Dokumentation wäre in Papierform kaum zu erbringen. Die EDV-gestützte Dokumentation soll die Dokumentation in Papierform weitestgehend ersetzen. Hierzu sollen möglichst alle Bereiche des Krankenhauses mit abgedeckt sein. Das heißt von der Aufnahme des Patienten, über Untersuchungen, OP's und über die verwaltungstechnischen Aufgaben bis hin zur Entlassung wird alles über verschiedene Module dokumentiert. So kann jeder Mitarbeiter auf die Dokumentation zugreifen und so die Maßnahmen planen, dokumentieren und auswerten. Durch personenbezogene Zugänge kann jeder Beteiligte an der Operation die Dokumentation durchführen. Somit kann auch nachgeprüft werden, wer was und wann dokumentiert hat. Um den Aufwand für die Dokumentationen zu verringern, können Standardeinstellungen hinterlegt werden, die dann bei den entsprechenden OP's abgerufen werden können. Auch die ärztliche Dokumentation darf von Pflegenden ausgeführt werden wie beispielsweise Verschlüsselungen von Diagnosen und Prozeduren. So kann schon während des Eingriffs dokumentiert und anschließend vom Arzt freigegeben werden. Zum Schluss soll ein Ausdruck der OP-Dokumentation erfolgen, der zur Bestätigung der Richtigkeit mit einer Unterschrift versehen wird.

Bei geplanten Operationen kann die Dokumentation direkt im PC im entsprechenden Saal aufgerufen werden, handelt es sich um Notfalleingriffe kann die Dokumentation erst durchgeführt werden, wenn eine OP im PC angelegt wurde und eine Fallnummer vorhanden ist. (vgl. OP-Handbuch, 5. Auflage, S. 10/11)

5.3 Datenschutz

Auch durch das Thema Datenschutz wird eine hohe Erwartung an die Dokumentation geknüpft. Das kommt daher, dass hauptsächlich „personenbezogene Daten" (OP-Handbuch, 5. Auflage, S. 10) dokumentiert werden. Wichtig ist dabei „die Wahrung der Vertraulichkeit von Daten." (OP-Handbuch, 5. Auflage, S. 10) Somit muss vor allen Dingen geregelt werden, wer Zugriff zu Daten hat, wie Dokumente freigegeben werden und wie lange sie archiviert werden. Als Grundlage für diese Dokumentation dienen den Betrieben einige Gesetze, wie das Bundesdatenschutzgesetz, die Datenschutzverordnung und das Landesdatenschutzgesetz. Letzteres beschreibt die aktuellen Datenschutzkonzepte und die unterstützende Informationstechnologie dazu. Das Bundesdatenschutzgesetz (BDSG) beschreibt den Umgang mit personenbezogenen Daten und die Datenschutzverordung (DSV) beschreibt wichtige Sicherheitsanforderungen bei einer automatischen Datenverarbeitung. Dadurch, dass der Datenschutz immer komplexer und wichtiger wird, nehmen die Anforderungen an die Dokumentation immer mehr zu. Dabei wird es immer wichtiger, dass Informationen nachvollziehbar dokumentiert werden.

5.4 Dokumentationszeitpunkt

„Die Dokumentation soll möglichst zeitnah erfolgen." (OP-Handbuch, 5. Auflage, S. 11) Ausnahmen bilden hierbei nur Notfälle, bei denen aus zeitlichen Gründen eine Dokumentation nicht sofort, sondern etwas später möglich ist. Diese sollte jedoch möglichst bald danach erfolgen. Hier muss dann auch der Grund für die zeitliche Verspätung genannt werden. In den meisten EDV-gestützten Dokumentationsprogrammen kann man auch die einzelnen Schritte nur in einer bestimmten Reihenfolge eingeben. Das heißt zum Beispiel, dass zuerst ein Schnitt-Zeitpunkt eingetragen werden muss, bevor die Nahtzeit eingetragen werden kann. So ist nur eine chronologische Dokumentation möglich. Änderungen im freigegebenen Protokoll sind nur durch Personen mit speziellem Nutzerrecht möglich. In den meisten Kliniken ist es bereits so, dass die Archive elektronisch geführt werden, so wird die Archivierung erleichtert und weniger Papiere müssen in Archiven aufbewahrt werden. Um diese elektronische Archivierung zu ermöglichen, braucht es eine elektronische Unterschrift, mit der die zuständigen Mitarbeiter die Protokolle vidieren können. (vgl. OP-Handbuch, 5. Auflage, S. 11)

5.5 Umsetzungsschwierigkeiten

Es gibt einige Dinge die die EDV-gestützte Dokumentation schwierig gestalten. Dazu gehören mangelnde Erfahrung mit dem PC-Umgang, zu wenige Computerarbeitsplätze, und zeitliche Überschneidungen beim Eintragen von Inhalten. Dadurch kommt es auch immer wieder dazu, dass Dinge doppelt dokumentiert werden. Dazu muss hausintern geregelt werden, wer für welche Dokumentationsinhalte zuständig ist und auch deren Freigabe übernimmt. Bevor ein EDV-System zur Dokumentation eingeführt werden kann, muss intern beschlossen werden, wie das System zu benutzen sein soll, wie es für den Benutzer einfach zu handhaben ist, zum Beispiel durch „selbsterklärende Menüführung" (OP-Handbuch, 5. Auflage, S. 12) und in wie fern es beispielsweise mit anderen Abteilungen verbunden werden soll. Das eingeführte System muss dann an jeden Mitarbeiter geschult werden. Dies sollte die EDV-Abteilung übernehmen. Die OP-Dokumentation kann auch bei der Materiallogistik sehr hilfreich sein. So kann beispielsweise anhand von Standards eine individuell auf jede OP zugeschnittene Verbrauchsliste eingefügt werden, die jeweils erweitert werden kann. Anschließend können anhand der Verbrauchslisten die Materialbestellungen gemacht werden. Dies wird immer wichtiger, weil bei einigen Fällen fast die Hälfte der Kosten die Materialien sind. Auch können so Schwachstellen in der Materialwirtschaft festgestellt und verbessert werden. Durch eine solche Verbrauchsdokumentation kann auch eine „just-in-time-Belieferung" (OP-Handbuch, 5. Auflage, S. 12) erfolgen. Hier wird erst bei Bedarf die entsprechende Bestellung der Verbrauchsgüter gemacht. (vgl. OP-Handbuch, 5. Auflage, S. 12)

Im OP-Protokoll müssen folgende Punkte dokumentiert werden:

> „- Name, Geburtsdatum, Anschrift, Aufnahmenummer, Station des Patienten
> - OP-Datum, OP-Saal
> - Operateure, Assistenten, Instrumentierender, Springer, Lagerunskraft, Anästhesist, Anästhesiefachkraft mit Vor- und Nachnamen

- Uhrzeit von OP-Beginn und -Ende, evtl. Uhrzeit beim Wechsel der Instrumentierenden oder Springer
- Lagerung (z. B. Rücken), Durchführender der Lagerung, Ort der Neutralelektrode
- Anästhesieart, z. B. ITN
- Anzahl von Bauchtüchern, Kompressen etc.
- Chargennummern (z. B. von Implantaten, Blutkonserven), Verbrauch von Materialien (z. B. Osteosynthese, Bauchtücher)
- Evtl. Röntgen: Zeitpunkt, Dauer, Geräteeinstellung
- Evtl. Blutsperre/ -leerezeiten
- Nach OP-Ende von Operateur auszufüllen: Art der ausgeführten OP, intraop. Besonderheiten, Blutverlust, Drainagen, weiteres Vorgehen
- Unterschrift: Operateur, Springer und Instrumentierender."
(Klinikleitfaden OP-Pflege, 5. Auflage, S. 15)

Wichtige Eckpunkte bei der Dokumentation sind, dass diese vollständig, übersichtlich, lesbar und einheitlich ist. Es ist eine gesetzliche Pflicht eine Dokumentation durchzuführen, das heißt auch, dass nur Kugelschreiber verwendet werden dürfen, dass bei Änderungen nur durchgestrichen und nichts überklebt werden darf. (vgl. Klinikleitfaden OP-Pflege, 5. Auflage, S. 16)

6. Risikomanagement im OP
6.1 Gründe für Risikomanagement
Gerade im OP-Bereich nimmt das Risikomanagement einen immer größeren Stellenwert ein. Hier haben Fehler meist schlimmere Auswirkungen als in anderen Abteilungen. Dabei ist das Risikomanagement für die Patientensicherheit von großer Wichtigkeit. In den Medien wird immer häufiger über Behandlungsfehler gesprochen und aufmerksam gemacht. Auch die Patienten und deren Angehörige haben eine immer höhere Erwartungshaltung und einen immer größer werdenden Wissenshintergrund. Auch die Versicherungen verlangen genauso wie die Gerichte bei Fehlern Beweise dafür, dass die Pflegenden richtig gehandelt haben.
Gerade in Zeiten von Personalmangel entstehen leichter Fehler bei der Information, Kommunikation und Ausführung der pflegerischen Tätigkeiten.

Dies sind dann häufig Fehler in der Organisation. Es kann aber auch durch angewandte Materialien oder das Personal selbst zu Zwischenfällen kommen.

Beim Material können Allergien, Infektionen, Verwechslungen oder Unverträglichkeiten auftreten. Beim Personal kommt es meist durch mangelnde Qualifikation und Fehleinschätzungen zu Fehlern. (vgl. OP-Handbuch, 5. Auflage, S. 12)

6.2 Ablauf des Risikomanagements

Um ein funktionierendes Risikomanagement zu haben gilt es einige wichtige Eckpunkte zu beachten. Zunächst einmal muss ein geschehener oder fast geschehener Fehler erkannt und erfasst werden. Dies kann zum Beispiel über ein Formular im Intranet anonym gemeldet werden. (vgl. OP-Handbuch, 5. Auflage, S. 13)

Hierbei handelt es sich um das sogenannte „Critical Incident Reporting System (CIRS). (vgl. OP Handbuch, 5. Auflage, S. 13)

Hier soll folgendes erfasst werden:

„ - Wann geschah das Ereignis?

- Was ist passiert?

- Welcher Fehler liegt vor?

- Wo ist es passiert?

- Warum gab es diesen Fehler?

- Was wurde unternommen?

- Welche Auswirkungen hatte das Ereignis?

- Was könnte diesen Fehler zukünftig verhindern?"

(OP-Handbuch, 5. Auflage, S. 13)

Die letzten vier Punkte bilden weitere Eckpunkte des Risikomanagements. Diese sind die Bewertung der Risiken, die Bewältigung der Risiken und das Überprüfen der eingeleiteten Maßnahmen. Nach der Meldung eines Fehlers sollte diese Meldung an ein Risikomanagement-Team weitergeleitet werden. Dieses Team soll interdisziplinär besetzt sein, sie analysieren anschließend den Fehler und versuchen Verbesserungsvorschläge auszuarbeiten. Auch diese Verbesserungsmaßnahmen sollen ins Intranet gestellt werden. So können sich die Mitarbeiter darüber informieren und angehalten werden diese Maßnahmen umzusetzen. (vgl. OP-Handbuch, 5. Auflage, S. 13/14)

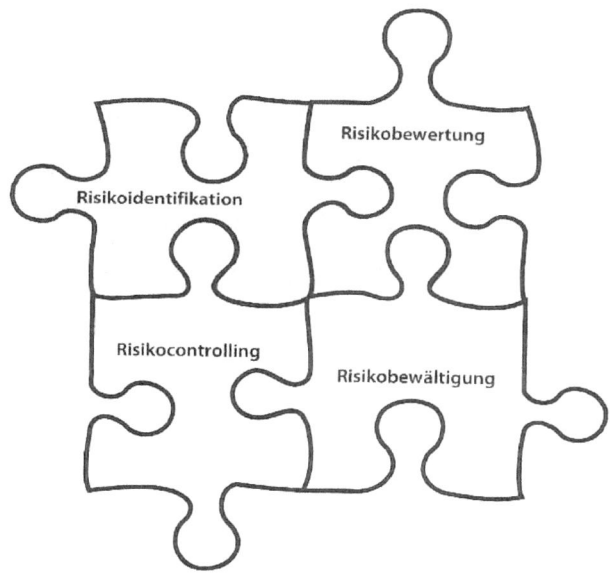

Abb.2: Eckpunkte des Risikomanagements (OP-Handbuch, 5. Auflage, S. 13)

6.3 Umsetzungsschwierigkeiten

Wie gut das Risikomanagement in einem Krankenhaus akzeptiert wird hängt viel von der Aufklärung der Mitarbeiter ab. Sehen diese es nicht als Ahndung persönlichen Versagens, sondern als Möglichkeit Fehler zu melden und dadurch Strategien zu erarbeiten, die Fehler in Zukunft vermeiden helfen, kann ein solches Risikomanagement sehr intensiv genutzt werden. Auch ist es von großer Wichtigkeit, die Mitarbeiter im Umgang mit dem Meldesystem zu Schulen um Ängste im Umgang mit diesem zu vermindern. Den Mitarbeitern muss vor allen Dingen bewusst gemacht werden, dass zur Entstehung von Fehlern viele Faktoren eine Rolle spielen und nicht nur persönliches Versagen. (vgl. OP-Handbuch, 5. Auflage, S. 14)

Diese Faktoren können sein:

„- erhöhte Arbeitsbelastung,

- Qualifikationsmängel

- Kommunikationsdefizite,

- patientenbezogene Risikofaktoren,

- restriktive Rahmenbedingungen." (OP-Handbuch, 5. Auflage, S. 14)

Wenn dies den Mitarbeitern klar gemacht werden kann, kommt es weniger häufig dazu, dass Fehler unbemerkt oder ungemeldet bleiben und somit einfach hingenommen werden. (vgl. OP-Handbuch, 5. Auflage, S. 14)

6.4 Umgang mit erkannten Risiken

Im Umgang mit erkannten Risiken gibt es vier wichtige Eckpunkte. Diese sind die Risikovermeidung, die Risikoreduzierung, die Risikoakzeptanz und der Risikotransfer. Eine Risikovermeidung ist zum Beispiel, wenn ein Patient bei nicht ausreichender intensivmedizinischer Versorung in ein anderes Krankenhaus verlegt wird. Ein Beispiel für Risikoreduzierung ist, das Einhalten von Sicherheitsbestimmungen oder Arbeitszeitgesetz. Risikoakzeptanz behandelt die Tatsache, dass beispielsweise ein 100 prozentiger Ausschluss eines Sturzes im Krankenhaus nicht möglich ist. Risikotransfer ist zum Beispiel eine Erhöhung des Versicherungsschutzes bei einem Schadensfall mit finanziellem Regress. Grundsätzlich gilt, dass es nicht möglich ist alle Risiken komplett und auf Dauer auszuschließen. In der OP-Abteilung gehören zum

Risikomanagement und zur Risikovermeidung einige Bausteine. Diese sind beispielsweise Checklisten (z. B. Patientenidentifikation beim Einschleusen), Standards, Verfahrensanweisungen, Patientenidentifikationshilfen (z. B. Kennzeichnung der OP-Seite am wachen Patienten), Validirung der Reinigungs-, Desinfektions- und Sterilisationsprozesse, genaue Materialerfassung (z. B. Chargendokumentation), Zählkontrolle nach dem Vier-Augen-Prinzip, Fort- und Weiterbildungsnachweise und das Führen von Gerätepässen. Ebenso gilt es von Seiten des OP-Managements die OP-Abläufe so zu gestalten, dass Notfälle und Verzögerungen ohne extreme Auswirkungen auf das Zeitmanagement bleiben. Und als letzter wichtiger Punkt trägt die interdisziplinäre Kommunikation die auch Schnittstellenübergreifend erfolgt zur Risikominimierung bei. (vgl. OP-Handbuch, 5. Auflage, S.14) Ebenfalls trägt das sogenannte „Team time out" (Thieme „Im OP", Ausgabe 1/11, S. 20) dem Vermeiden von Risiken bei. Bei diesem „time out" vergewissern sich die Operateure, die Anästhesieabteilung und die OP-Pflege vor Beginn der eigentlichen Operation ob es sich um den richtigen Patienten handelt, ob eine Markierung an der richtigen Seite des OP-Gebietes vorhanden ist und welche OP vorgenommen werden soll. Diese Kontrolle soll bewusst vor jeder OP vom gesamten Saal-Team durchgeführt werden. Hierzu gibt es auch eine Checkliste (siehe Anhang), die in allen beteiligten Abteilungen vorhanden sein soll und somit die Kontrolle erleichtert. (vgl. Thieme „Im OP", Ausgabe 1/11, S. 17-20)

7. Fazit

Abschließend lässt sich feststellen, dass es in jedem Krankenhaus und auch speziell im OP von enormer Wichtigkeit ist auf die Patientensicherheit zu achten. Dies ist bereits durch ein gut funktionierendes Risikomanagements, Lagerungsstandards und so weiter möglich. Jedem Mitarbeiter im OP sollte bewusst sein, dass sich der Patient voll und ganz in die Obhut des Personals in der OP-Abteilung begibt und erwartet, dass er die OP best möglich übersteht. Die Patientensicherheit gehört zum Qualitätsmanagement eines jeden Krankenhauses. Also sollten die Mitarbeiter für die oben genannten Punkte sensibilisiert und geschult werden, um eine möglichst hohe Patientensicherheit zu erreichen. Durch gezielte Schulungen können so Risiken vermieden und eventuelle Klagekosten durch Rechtsstreites mit Patienten umgangen werden. Auch der Ruf eines jeden Krankenhauses leidet unter schlechten Erfahrungen des Patienten und deren Angehörige. Somit ist die Patientensicherheit ein enorm hohes Gut, in das sich Investitionen in jedem Fall lohnen.

8. Literaturverzeichnis

CNE.magazin Certified Nursing Education 5/12, (2012), Stuttgart, New York, Georg Thieme Verlag KG.

Firma medi Plac, Erneuerung von OP-Tischpolstern, [Online Dokument], URL: http://www.mediplac-gmbh.de/produkte/patienten-lagerung/op-tische, (abgerufen am 24.01.2012, 21:34).

Grundlagen der Hochfrequenz-Chirurgie, (2010), Tübingen, Erbe Elektromedizin GmbH.

Liehn Margret, Dr. med. Lutz Steinmüller, Prof. Dr. R. Döhler (2011), OP-Handbuch, Grundlagen, Instrumentarium, OP-Ablauf, Berlin, Heidelberg, Springer-Verlag.

Luce-Wunderle Gertraud (2011), Klinikleitfaden OP-Pflege, München, Urban & Fischer Verlag.

Paetz Burkhard Dr. med. , Brigitte Benzinger-König (2004), Chirurgie für Pflegeberufe, Reihe Krankheitslehre, Stuttgart, New York, Georg Thieme Verlag.

Poppen Lübbe (2011), Im OP Fachzeitschrift für OP-Pflege und OTA 4/11, Stuttgart, New York, Georg Thieme Verlag KG.

Schwarzkopf Andreas Dr. med. (2011), Im OP Fachzeitschrift für OP-Pflege und OTA 3/11, Stuttgart, New York, Georg Thieme Verlag KG.

Sichere Anwendung von Neutralelektroden, (2010),Tübingen, Erbe Elektromedizin GmbH.

Strauss Tim Dr. (2011), Im OP Fachzeitschrift für OP-Pflege und OTA 1/11, Stuttgart, New York, Georg Thieme Verlag KG.

9. Abbildungsverzeichnis

Abb. 1: Gefährdete Körperstellen für die Bildung eines Dekubitus, Alfons Martens (2011), Im OP Fachzeitschrift für OP-Pflege und OTA 4/11, Stuttgart, New York, Georg Thieme Verlag KG, S. 175.

Abb. 2: Eckpunkte des Risikomanagements, Margret Liehn, Dr. med. Lutz Steinmüller, Prof. Dr. R. Döhler (2011), OP-Handbuch, Grundlagen, Instrumentarium, OP-Ablauf, Berlin, Heidelberg, Springer-Verlag, S. 13.

Abb. 3: OP-Plakat Empfehlungen zur Prävention von Eingriffsverwechslungen, Prof. Dr. Matthias Rothmund, Prof. Dr. Matthias Schrappe (2006), Empfehlung zur Vermeidung von Eingriffsverwechslungen in der Chirurgie [Online Dokument]. URL: http://www.aps-ev.de/apsside/07-07-25_EV_OP-Poster.pdf (abgerufen am 12.01.2013, 16:20), S.1.

10. Anhang

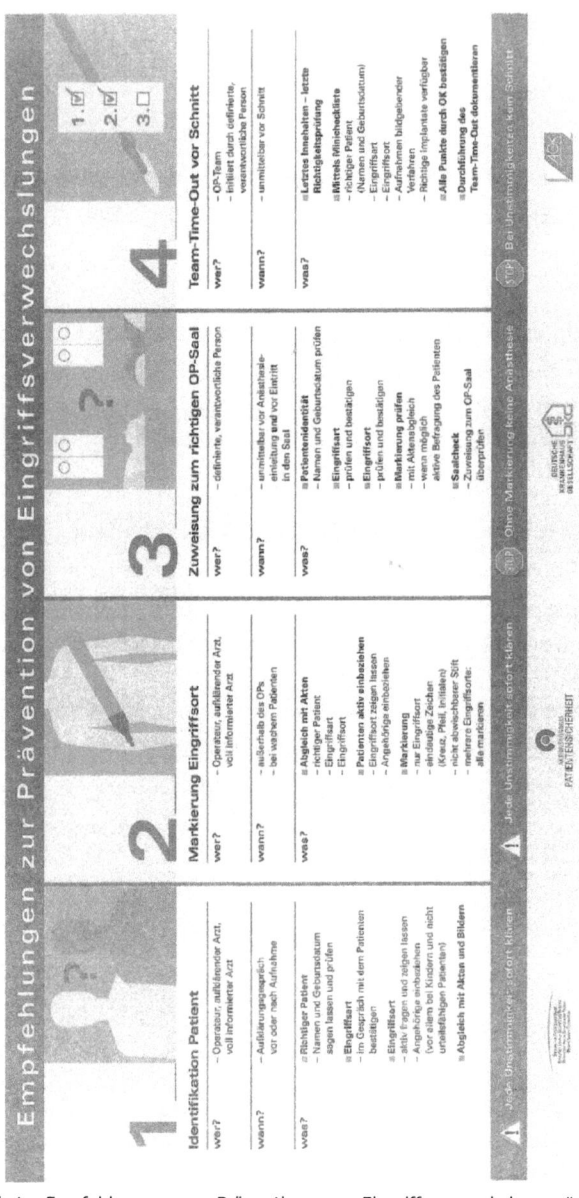

Abb. 3: OP-Plakat „Empfehlungen zur Prävention von Eingriffsverwechslungen" (Aktionsbündnis Patientensicherheit, 2006, S.1)

28

BEI GRIN MACHT SICH IHR WISSEN BEZAHLT

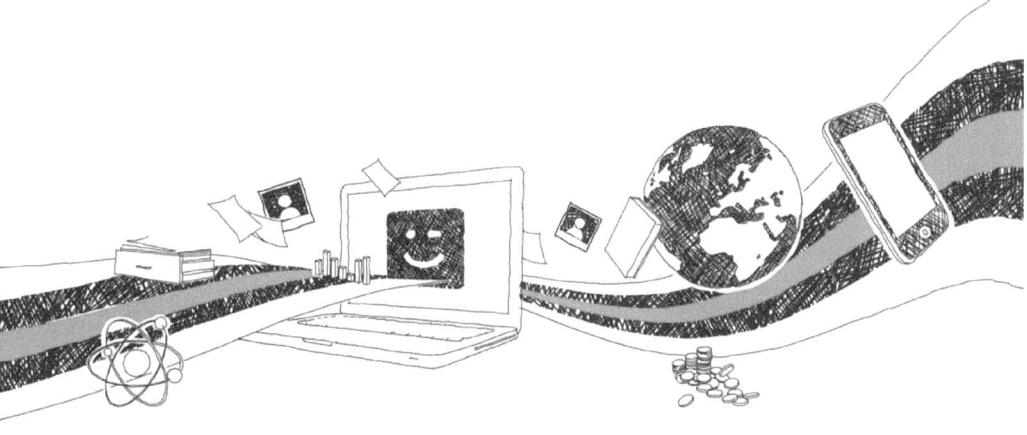

- Wir veröffentlichen Ihre Hausarbeit,
  Bachelor- und Masterarbeit

- Ihr eigenes eBook und Buch -
  weltweit in allen wichtigen Shops

- Verdienen Sie an jedem Verkauf

Jetzt bei www.GRIN.com hochladen
und kostenlos publizieren

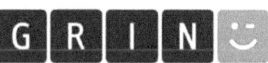